人体健康与免疫科普丛书——青年篇

主 编 黄 波

副主编 秦晓峰 何 睿

编 委（按姓氏笔画排序）

于舒洋 马婧薇 王 凌 卢小玲 刘玉英 何 睿

张 毅 张建民 赵 捷 赵永祥 费允云 秦晓峰

唐 科

人民卫生出版社

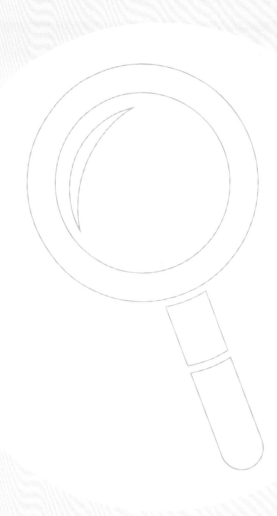

《人体健康与免疫科普丛书》编写委员会

总 主 编　曹雪涛

副总主编　田志刚　于益芝

编　　委（按姓氏笔画排序）

于益芝　马大龙　王　辉　王小宁　王月丹　王全兴

王迎伟　王笑梅　王福生　石桂秀　田志刚　仲人前

孙　兵　杜　英　李　可　李柏青　杨安钢　吴长有

吴玉章　何　维　何　睿　沈关心　沈倍奋　张　毓

张立煌　张学光　陈丽华　郑永唐　单保恩　赵永祥

姜国胜　姚　智　栗占国　徐安龙　高　扬　高　福

唐　宏　黄　波　曹雪涛　储以微　富　宁　路丽明

熊思东　魏海明

序

科技创新是民族进步的灵魂，是国家兴旺发达的不竭动力。创新驱动发展战略，需要全社会的积极参与，这就意味着要以全球视野、新时代特征、科学精神去激发全民参与创新发展宏伟计划，唯有全民化的科普工作，才能烘托起创新氛围，助力高素质创新队伍建设，加快中国成为世界科技强国的步伐。

免疫学是生物医学领域的前沿学科，其与影响人类生命健康的重大疾病如肿瘤、传染病、自身免疫性疾病乃至器官移植等的发生发展和防治具有密切关系，并在生物医药产业发展中具有带动性和支柱性。免疫学所取得的创新性研究成果在人类健康史上发挥了举足轻重的作用，比如被誉为人类保护神的疫苗的研制和应用挽救了亿万人的生命，天花的消灭就是免疫学成果最好的应用。近年来癌症与炎症性自身免疫疾病的抗体疗法取得了重大突破，受到了医学界与生物产业界的极大关注。

中国免疫学工作者通过近二十年来的不断努力与探索，在免疫学领域取得了一系列创新性研究成果，在国际学术杂志发表的免疫学论文数量居世界第二位，由此将中国免疫学的地位推升到世界前列，中国免疫学会也成为全世界会员人数最多的免疫学会。由于中国免疫学的国际影响力，国际免疫学会联盟决定 2019 年将在北京召开每三年一次的国际免疫学大会。可以说中国免疫学工作者的创新性研究和工作为中国医学事业的发展作出了突出贡献。虽然免疫学与各种疾病以及人类生活息息相关，但社会大众对于免疫学这一专业科学领域中的问题还存在诸多困惑，事关免疫学的社会问题也时有发生，比如"疫苗问题""魏则西事件"等。究其原因有多种，其中之一在于免疫学知识在大众中普及的程度不够。对大众就免疫学问题答疑解惑成为我国免疫学工作者义不容辞的责任和义务。

习近平总书记在 2016 年的"科技三会"上指出，"科技创新、科学普及是实现创新发展的两翼，要把科学普及放在与科技创新同等重要的位置。没有全民科学素质普遍提高，就难以建立起宏大的高素质创新大军，难以实现科技成果快速转化。"这一重要讲话，对于在新的历史起点上推动我国科学普及事业的发展，意义十分重大。中国免疫学会在秘书长曹雪涛院士、科普专业委员会主任委员于益芝教授的带领下，积极参与免疫学科普活动，体现了他们的社会责任心和担当。他们组织了以中国免疫学会科普专业委员会为班底的专家，历经多次讨论和思考，凝练出 300 个左右大众非常关心的有关免疫学的问题，用漫画辅以专家解读的形式给予答疑解惑，同时配以"健康小贴士"的方式从免疫学专家的角度给予大众的健康生活以科学的建议。编委会将从疾病的诊断、预防、治疗以及免疫学成果等多个方面编写出系列免疫学科普丛书（共 10 本）为大众普及免疫学知识。

感谢中国免疫学工作者的辛勤劳动！希望这一套科普丛书能够为中国人民的健康事业的发展做出应有的贡献。是为序。

十一届全国人大常委会副委员长

中国药学会名誉理事长

中国工程院院士

2017 年 10 月 22 日

目录

1 捐献骨髓对年轻人的免疫力有没有伤害

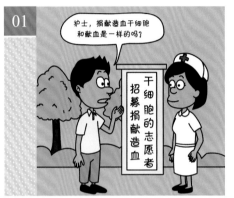

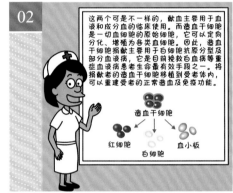

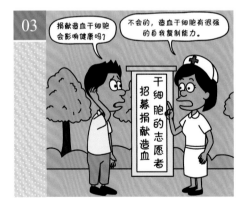

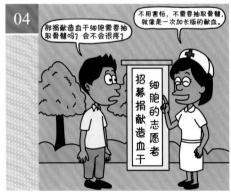

专家解读

人体内的血液成分一直在不断地新陈代谢，血液中老的细胞会被清除，新的细胞将会产出。这些新的细胞主要是由骨髓制造的造血干细胞分化再生出来的。因此，捐献骨髓其实就是捐献造血干细胞。造血干细胞捐献首先是将大量存在于骨髓中的造血干细胞动员到外周血中，然后从外周血中直接采集，其采集过程与一般献血类似。造血干细胞具有很强的再生能力，因此，捐献造血干细胞不会对身体有不利的影响。至今没有出现因采集外周血造血干细胞而引起对捐献者伤害的报道。

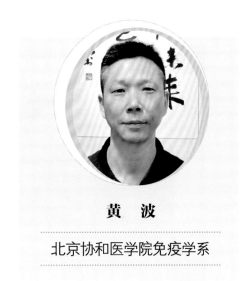

黄 波

北京协和医学院免疫学系

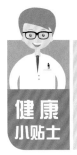

健康小贴士

捐献造血干细胞前 2～4 周内避免劳累，尽量减少在人群密集的公共场所活动，保证充足睡眠，注意饮食健康卫生。捐献造血干细胞后两周内避免剧烈运动或重体力劳动的工作。饮食上可多吃高蛋白、高热量、高维生素、易消化的食物，必要时可以口服铁剂、叶酸以补充造血原料。

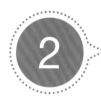

2　孕妇为什么要检查 Rh 血型

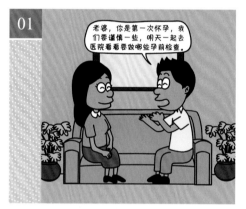

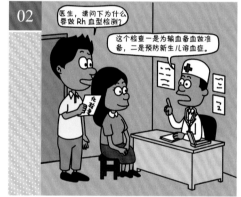

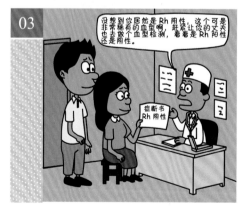

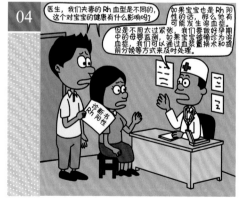

专家解读

Rh 血型分为阳性和阴性。孕妇检查 Rh 血型主要有两个作用。其一是为输血备血做准备。Rh 血型系统一般不存在天然抗体，所以第一次输血时，不会出现 Rh 血型不合。但 Rh 阴性受血者输入 Rh 阳性血液后，其机体可产生抗 Rh 抗体，若再次输入 Rh 阳性血，即可发生凝集造成溶血性输血反应，危及病人生命。其二是预防新生儿溶血症。如果母亲为 Rh 阴性，父亲为 Rh 阳性，则胎儿有可能为 Rh 阳性。此种情况下，孕期可能会发生流产、早产、胎儿发育迟缓等；新生儿有可能由于严重贫血、心力衰竭而死亡。

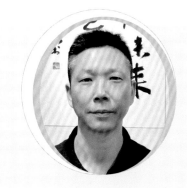

黄 波

北京协和医学院免疫学系

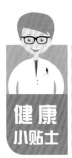

健康小贴士

为了能生育健康活泼的宝宝，孕期一定及早做 Rh 血型检查。如果孕妇血型为 Rh 阴性，还需进行配偶的血型检查，以便肯定或排除母儿血型不合。

3 Rh 阴性血孕妇二胎溶血病发生率为什么较高，如何预防

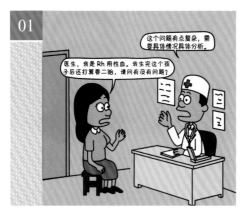

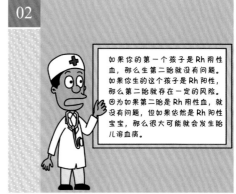

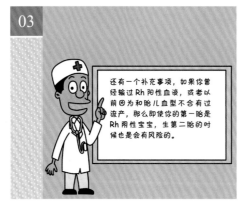

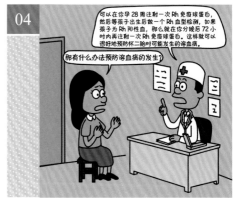

专家解读

Rh 阴性血孕妇第一胎是 Rh 阳性宝宝，母体会产生抗 Rh 抗体，但由于孕妇怀第一胎时产生的抗体很少，所以极少引起胎儿发病。二次怀孕还是 Rh 阳性宝宝时，母体内的抗 Rh 抗体增多，这些抗体会对胎儿的红细胞进行攻击，导致胎儿溶血病的发生。为预防 Rh 阴性血孕妇二胎溶血病的发生，需在孕中期注射一针 Rh 免疫球蛋白，如果生下的宝宝确定为 Rh 阳性血的话，72 小时内要再给孕妇注射一针 Rh 免疫球蛋白。这样的话，Rh 免疫球蛋白就可以将 Rh 阴性血妈妈血液中的 Rh 抗原消灭，使得母体不会产生抗 Rh 抗体。

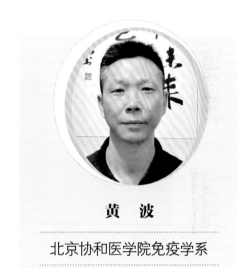

黄 波

北京协和医学院免疫学系

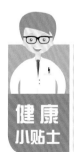

健康小贴士

Rh 免疫球蛋白对体内已经有抗 Rh 抗体的妈妈无明显预防效果。Rh 阳性胎儿在孕期两个月时就会出现 Rh 阳性红细胞，此时很少的胎儿血液进入 Rh 阴性母体内都能使母体产生 Rh 抗体，所以即使小产或者人工流产都需要考虑 Rh 致敏的预防。

4 青春痘和免疫系统有没有关系

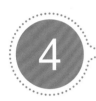

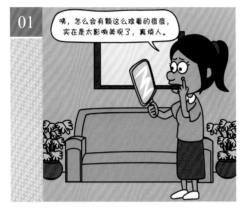

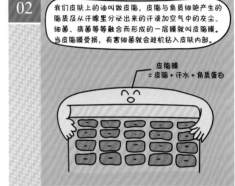

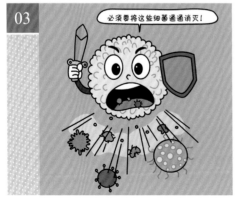

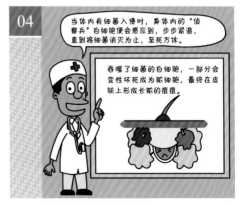

专家解读

青春痘是痤疮的俗称，是一种毛囊皮脂腺的感染性炎症。当皮脂腺分泌过多的皮脂时，在毛囊中的皮脂就会将毛囊阻塞，为痤疮杆菌提供了良好的生存环境，使得痤疮杆菌疯狂繁殖。过量的痤疮杆菌侵入并破坏毛囊细胞，从而激发了人体内随时待命的免疫系统。大量的"人体卫士"白细胞被血液运输到细菌入侵的部位，然后消灭细菌引发炎症反应，阵亡的白细胞和细菌的分解产物将会形成脓液，最终成为化脓的青春痘。炎症是青春痘发展的重要阶段，如果没有发炎的话，我们可能看不到青春痘。

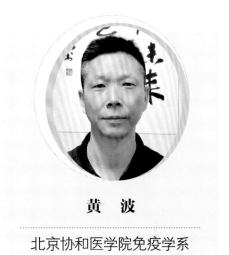

黄 波

北京协和医学院免疫学系

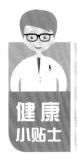

健康小贴士

不要经常用手摸脸，否则可能会造成细菌在脸上滋生，进而引发青春痘。当我们脸上长痘痘时，千万不能用手挤压，否则不单单会造成痘痘周边的组织破坏，还会引发更多炎症，并形成脓肿，最后可能会留下瘢痕。

5 你知道淋巴结是什么吗

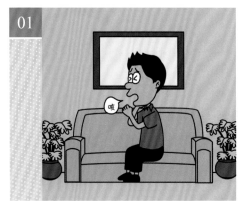

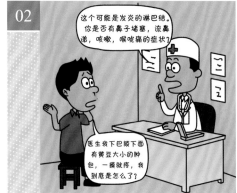

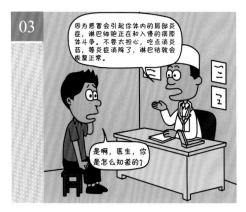

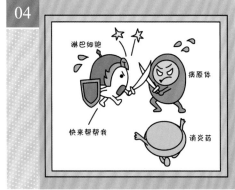

专家解读

当你感冒时，下巴颏下面可能会出现小肿块，摸上去还会有疼痛感，这个就是淋巴结。在健康时，我们感觉不到淋巴结的存在，但是其实它分布在人体全身，很多成群聚集，是我们抵抗病菌的重要器官。一旦人体受到细菌、病毒或者污染等外界因素刺激，在遍布全身的淋巴管中流动的淋巴液会将致病原带到附近的淋巴结。这时驻守在淋巴结中保卫我们的淋巴细胞，就会和它们作斗争，将它们消灭。在这个过程中，淋巴结可能会发生肿大和出现疼痛等症状。

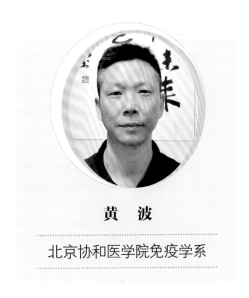

黄 波

北京协和医学院免疫学系

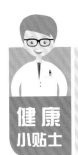

健康
小贴士

淋巴结肿大常伴随炎症发生，应及时就医明确引发炎症的病因。

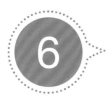

为何年轻人也会患鼻咽癌，如何预防鼻咽癌、避开诱因

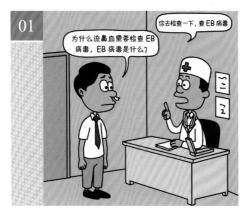

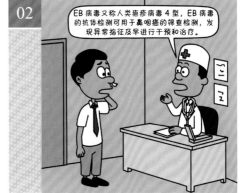

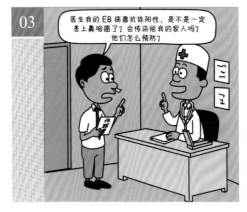

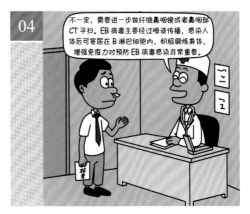

专家解读 🔍

鼻咽癌是发生于鼻咽部黏膜的恶性肿瘤，我国南方地区（广东、广西和福建等地）是鼻咽癌高发区。鼻咽癌易发生淋巴结转移，且发病部位隐蔽不易检查，早期症状不明显，大部分的鼻咽癌患者在诊断时已经属于中晚期。一般认为，鼻咽癌的发展是基因 – 环境 –EB 病毒感染交互作用的多病因、多步骤的过程。EB 病毒感染是鼻咽癌重要的致病因子。此外，年轻人处于事业的发展时期，所以平时工作中容易出现焦虑、紧张等不良情绪。焦虑会引起体内某些激素分泌的改变和自主神经功能改变，易诱发鼻咽癌。

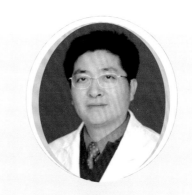

赵永祥

广西医科大学国家生物靶向
诊治国际联合研究中心

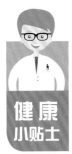

健康
小贴士

预防鼻咽癌，要注意避免疾病侵袭，预防感冒，注意保持鼻及咽喉卫生，避免病毒感染；尽量避免有害烟雾吸入，不吸烟不酗酒，如发现鼻涕带血或吸鼻后口中吐出带血鼻涕，以及不明原因的颈部淋巴结肿大、中耳积液等鼻咽疾病，应及早就医诊治。注意生活调理，避免过度疲劳，导致免疫力和对病毒的抵抗力下降，促使鼻咽癌产生并扩散。

7 青少年经常扁桃体发炎，应该切除扁桃体吗

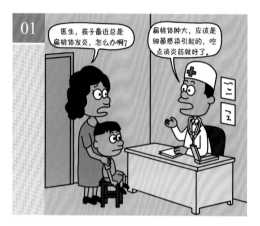

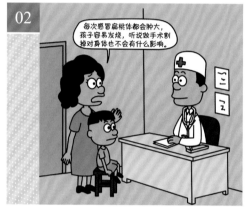

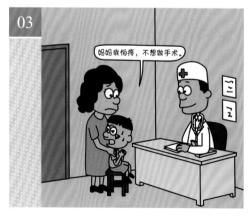

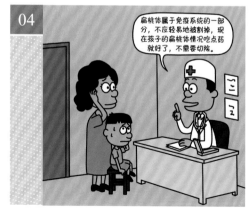

专家解读

扁桃体属于免疫系统的一部分，不应轻易被割掉。我们咽喉外壁两侧，各有一个卵圆形的突起，形似一个扁扁的桃子，称为扁桃体。它可以阻挡病菌并产生抗体，保护食管不受病菌侵入。不生病的时候，扁桃体的颜色和周围黏膜一样是水蜜桃般的淡粉色，扁桃体发炎后，最明显的特征就是个头变大、变硬了，出现明显的充血症状，患者感到明显咽痛。根据病情及时就医，是否切除扁桃体，要根据患者的病情、自身情况、病史长短、有无并发症、药物治疗效果决定。

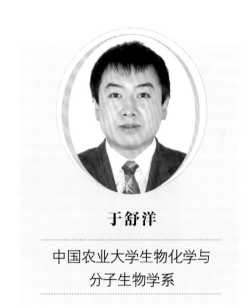

于舒洋

中国农业大学生物化学与
分子生物学系

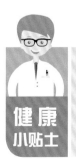

健康
小贴士

出现下述情况才考虑切除扁桃体：①扁桃体炎频繁发作；②扁桃体肿大导致了呼吸困难，睡眠时经常呼吸暂停；③长期吞咽困难，容易导致营养不良；④即便服用抗生素之后，下颌淋巴结依然肿大至少 6 个月。

8 情绪及压力会影响免疫力吗

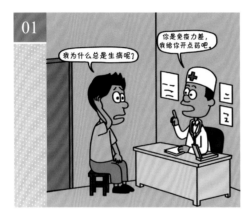

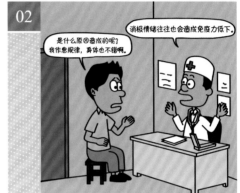

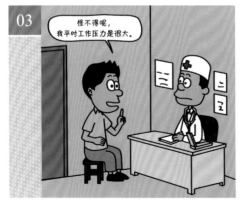

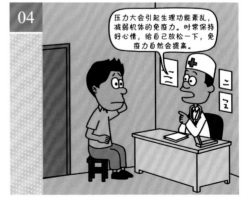

专家解读

消极情绪能导致人体免疫力下降，而积极的情绪则会提高人体免疫力。因为精神愉快与悲伤苦恼可产生两种不同的生化过程，悲伤忧愁会使机体激素分泌发生变化，引起生理功能紊乱，减弱机体的免疫力。保持乐观情绪、乐观的态度可以维持人体处于一个最佳的状态。巨大的心理压力会导致对人体免疫系统有抑制作用的荷尔蒙成分增多，使人体容易受到感冒或其他疾病的侵袭。

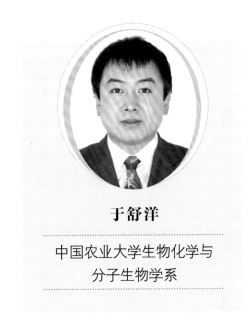

于舒洋

中国农业大学生物化学与
分子生物学系

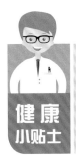

健康小贴士

适当体察自己的情绪，适当表达自己的情绪，以合适的方式发泄自己的情绪。

9 年轻人警惕盲目大量运动导致免疫系统"暂时失灵"的风险

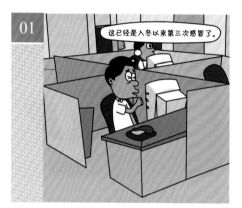

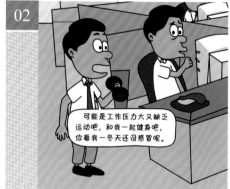

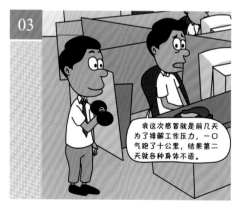

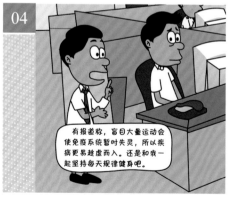

专家解读

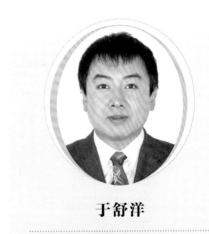

于舒洋

中国农业大学生物化学与
分子生物学系

运动对提升免疫力的积极意义毋庸置疑。运动会激发强有力的抗炎症反应，有规律的、强度适中的运动有助于抵御引起很多慢性疾病（如糖尿病、心血管疾病、痴呆症、各种肿瘤和抑郁症）的轻度炎症。不过，研究发现，运动过于剧烈且缺乏计划性时，免疫系统会受抑制，反倒增加了染病的可能。在运动中和运动后尽可能维持高水平的碳水化合物摄入，有助于避免免疫机制"暂时失灵"的情况。

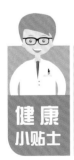

健康小贴士

青年人保持规律的、强度适中的运动有助于促进身心健康、增强免疫力；盲目过量的运动则会打破机体稳态，抑制免疫系统。

10 白血病患者骨髓移植时，为什么要进行骨髓配型

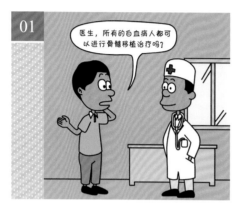

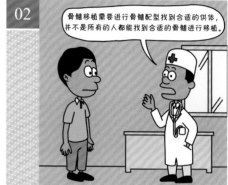

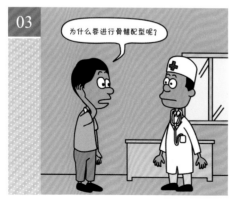

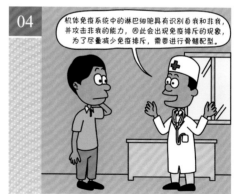

专家解读

白血病是一种血液性疾病，其患者的造血干细胞出现异常，需重新输入正常的造血干细胞。由于造血干细胞主要存在于骨髓中，故需要进行骨髓移植。机体免疫系统中的 T、B、NK 等淋巴细胞具有识别自我和非我，并攻击非我的能力，因此会出现免疫排斥的现象，为了尽量减少免疫排斥，需要进行捐赠者骨髓的筛选，即骨髓配型。

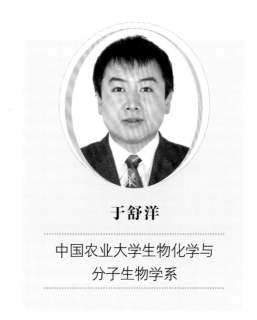

于舒洋

中国农业大学生物化学与
分子生物学系

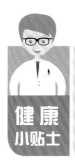

健康小贴士

白血病是一类造血干细胞恶性克隆性疾病，早期的症状可能是高热、出血、脸色苍白、皮肤紫癜、月经过多或拔牙后出血难止、皮肤瘀点、瘀斑、淋巴结肿大、胸骨下段局部压痛、牙龈增生等。

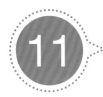

青少年免疫力低爱生病怎么办

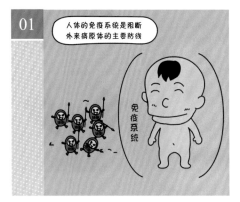

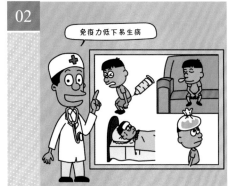

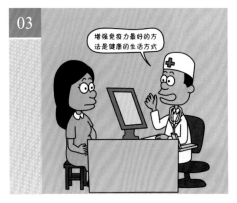

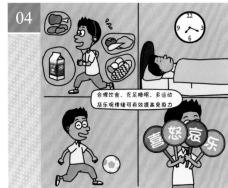

专家解读

"免疫力"即为人体对外来侵袭，识别和排除异物的抵抗力。人体的免疫力大多取决于遗传基因，但环境的影响也很大，如饮食、睡眠、运动、压力等。免疫力低下易于被感染或患癌症；免疫力超常也会产生对身体有害的结果，如引发过敏反应、自身免疫疾病等。因此在生活中，注意提升自身的免疫力至关重要。日常生活中我们可以通过饮食营养均衡、优质充分的睡眠、适当的运动、及时减轻压力、保持良好情绪等来提高我们的免疫力，更好地抵御生病。

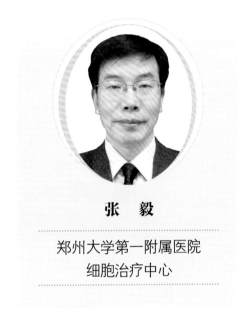

张 毅

郑州大学第一附属医院
细胞治疗中心

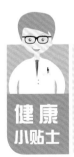

健康小贴士

营养是提高免疫力的基础，饮食要营养均衡，不能偏食、挑食。适当的锻炼能促进体内循环和内分泌，提高人体脏器活力，从而提高免疫力。睡眠除了可以消除疲劳，还能提高免疫力，抵抗疾病。洗手可以有效去除手部细菌，减少传播感染。因此，勤洗手，合理饮食，充足睡眠，多运动及乐观情绪——良好的生活方式有助于提升机体的免疫功能。

12 孩子患自闭症该怎么办

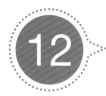

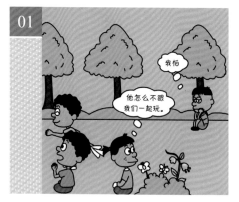

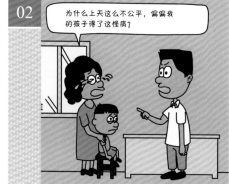

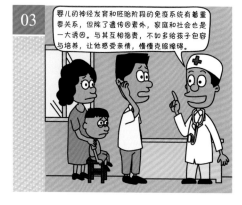

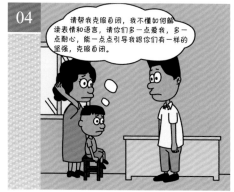

专家解读

你是如何了解到自闭症的呢？他们是"星星的孩子"，却也是"牢笼里的天才"。他们孤零零地在自己的天地里，内向、孤独，无助。这种先天性的神经发育疾病困扰着全世界的无数家庭。研究认为，免疫系统在自闭症中起着重要作用，患者存在不同程度的免疫系统功能紊乱及神经递质的功能失调，小神经胶质细胞和促炎因子水平明显升高。治疗时应注意增强孩子的正常免疫功能，同时，父母与社会的包容和爱亦十分重要，让我们一起帮助他们克服行为障碍，开启心灵之窗。

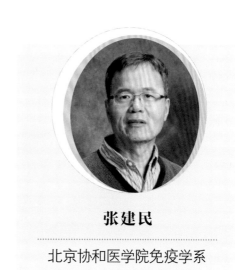

张建民

北京协和医学院免疫学系

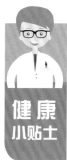

健康小贴士

目前没有针对性治疗自闭症的特异性药物，但服药可以改善情绪不稳、注意缺陷和多动、冲动行为、攻击行为、自伤和自杀行为等，有利于维护患者自身或他人安全、顺利实施教育训练及心理治疗。应积极促进患者语言发育，提高其社会交往能力，使其掌握基本生活技能和学习技能。准妈妈如有感染，应尽快去医院就诊，与自闭症风险相关的所有已知致畸原多在受孕后的前八周内起作用。

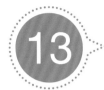

13 哪些青年女性应该接种 HPV 疫苗

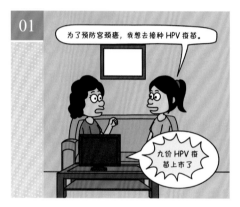

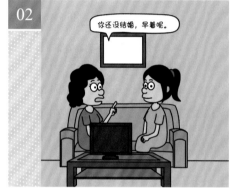

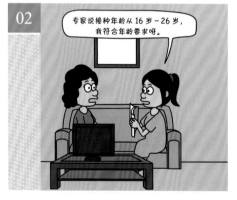

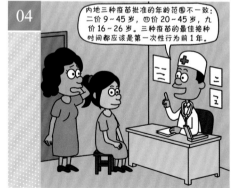

专家解读

女性恶性肿瘤中，宫颈癌的发病率仅次于乳腺癌，大多数宫颈癌是由人乳头瘤病毒（HPV）感染所致。大部分 HPV 感染是一过性的，就像宫颈得了一场"感冒"，可自行消除。但高危型 HPV 的持续感染，就会导致宫颈癌前病变和宫颈癌。由于 HPV 疫苗只能预防 HPV 感染，不能治疗，因此，在感染风险到来前接种才能获得最佳的保护。青春期女性（9～13 岁）是接种的首选人群，最好在有性生活之前完成接种。有性生活的女性同样有必要接种 HPV 疫苗，我国目前有二价、四价、九价三种疫苗，可根据自己的年龄段具体选择。

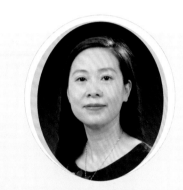

卢小玲

广西医科大学纳米
抗体研究中心

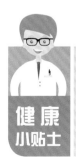

健康
小贴士

HPV 疫苗对于女性预防 HPV 感染还是很有效果的，但是具体效果取决于接种时间。相对于疾病的治疗和护理来讲，接种疫苗花费较少，是预防传染病最有效、最经济的手段。

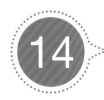

14 为什么淋巴瘤独"青睐"年轻人

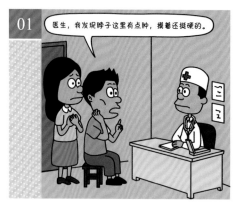

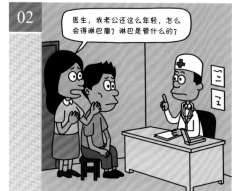

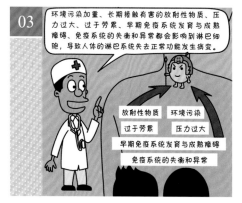

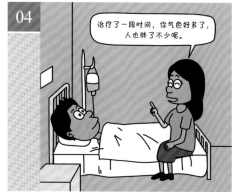

专家解读

淋巴系统是人体非常重要的免疫组织，像"军队"一样守护着人体健康。淋巴瘤就是原发于淋巴系统的恶性肿瘤。主要表现为无痛性淋巴结肿大，肝脾肿大，伴发热、盗汗、消瘦、瘙痒等症状。近年来，淋巴瘤发病呈年轻化趋势，可能与"环境污染加重、长期接触有害的放射性物质、压力过大、过于劳累、免疫系统失衡和异常"等因素有关，这些因素可能影响到免疫系统的早期发育和成熟，进而导致不正常淋巴细胞的累积。经过规范的治疗，淋巴瘤可以得到相对较好的治疗效果，预后生存期较长。

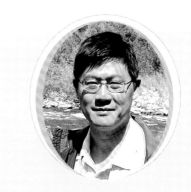

秦晓峰

北京协和医学院系统
医学研究所免疫学系

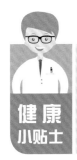

健康小贴士

提倡定期体检，对于淋巴结肿大者要警惕，早发现，早治疗。注意劳逸结合，养成良好的生活习惯，加强锻炼，增强免疫系统的调控和自稳能力。

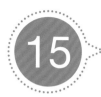

15 为什么甲状腺癌在青年人中增多

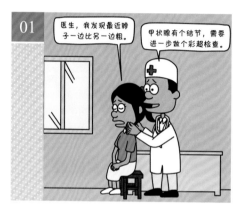

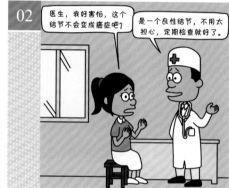

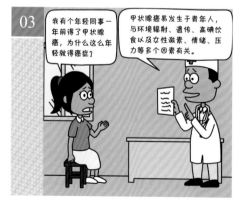

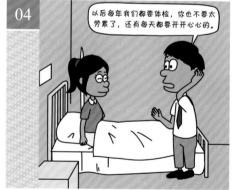

专家解读

　　甲状腺位于气管的两旁，呈蝴蝶状，是人体最大的内分泌器官。如今每年的例行体检及先进的检查方法使得甲状腺癌检出率较以前升高。甲状腺癌是女性发病率增长最快的肿瘤，中青年女性发病率最高。这与中青年女性体内雌孕激素水平较高、生活压力大以及易受不良情绪影响等多个因素有关。此外，环境辐射、高碘饮食对甲状腺癌的发生也有一定的影响。检出率的提升，让大量的甲状腺癌患者在早期就能被确诊并接受治疗。只要经过科学规范的治疗，大部分的甲状腺癌可以被治愈。

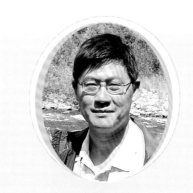

秦晓峰

北京协和医学院系统
医学研究所免疫学系

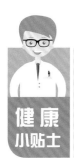

健康
小贴士

　　提倡每年一次体检，发现有甲状腺结节后要定期跟踪检查，查验其良恶性，并及时接受治疗。同时，平常要注意休息，保持心情舒畅，避免高碘饮食及接触辐射大的物品。

16 不育不孕是不是和免疫系统有关

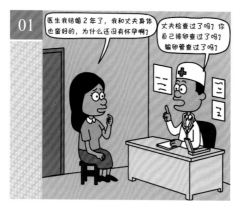

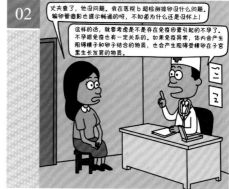

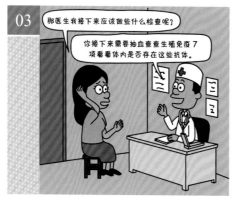

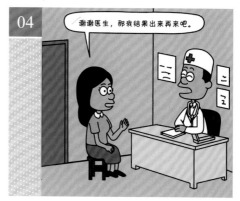

专家解读

夫妻双方没有采取避孕措施，正常同房1年，没有怀孕，称为不孕症。不孕可由女方因素、男方因素、男女双方因素及不明原因引起。其中免疫异常引起的不孕，称为免疫性不孕。它在原因不明性不孕中占很大比例。免疫性不孕是指由于某些原因激发了免疫系统，人体产生了一些物质，这些物质阻止了正常的生育过程，从而导致不能正常形成受精卵，或者形成的受精卵不能正常在子宫发育。

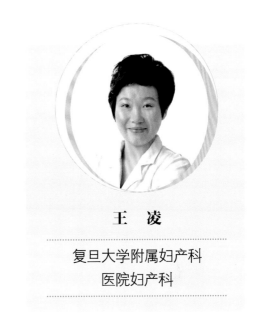

王 凌

复旦大学附属妇产科
医院妇产科

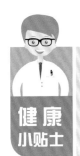

健康小贴士

免疫性不孕为排除性诊断，需要先排除男方因素、女方因素及双方因素后才能考虑诊断为免疫性不孕。

17 生殖免疫七项是指哪些

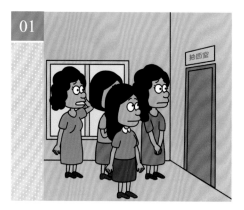

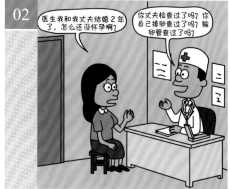

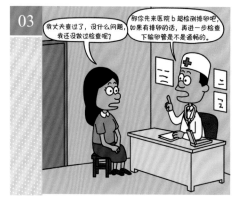

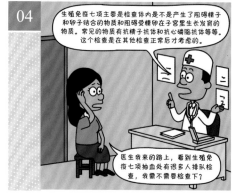

专家解读

正常怀孕过程是好的精子、卵子在输卵管相遇形成受精卵，再运输到合适生育子宫腔，发育成胚胎。免疫性不孕是指机体对以上过程中任一环节产生自发性免疫，从而难以受孕。临床上排除精子、卵子、输卵管、子宫问题后，常常用免疫七项指标（抗精子抗体、抗心磷脂抗体、抗透明带抗体、抗子宫内膜抗体、抗卵巢抗体、抗绒毛膜抗体、抗滋养层抗体）检测是否存在免疫性不孕。

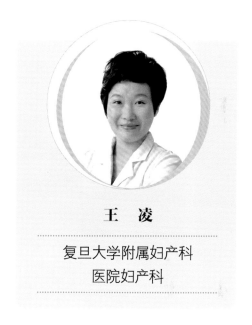

王 凌

复旦大学附属妇产科
医院妇产科

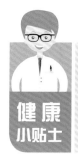

健康小贴士

有正常的性生活、同居1年而未受孕者，应及时去医院就诊，找出病因，针对性处理。

18 为什么孕妇多接触大自然可以降低孩子出生后患哮喘的概率

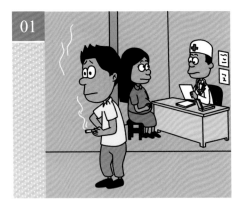

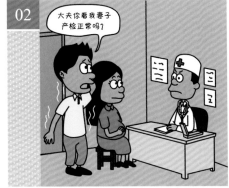

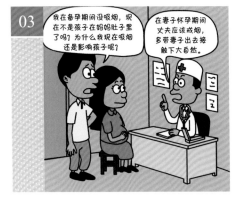

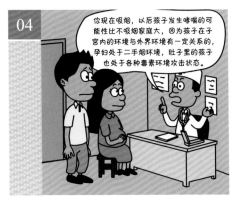

专家解读

哮喘是儿童最常见的慢性呼吸道疾病，对儿童健康、生活影响甚大，部分儿童哮喘还可迁延为成人哮喘。疾病胎源学认为，人的某些相关疾病的发生可能与母亲怀孕期间的不良的宫内环境相关。研究表明环境因素可作用于哮喘的发生，比如气温、气候突变、甲醛、油烟、花粉等。胎儿期孕母吸入二手烟将增加孩子患哮喘的风险。因此孕妇应多接触大自然，为胎儿创造良好宫内环境，有助于减少哮喘的发生。

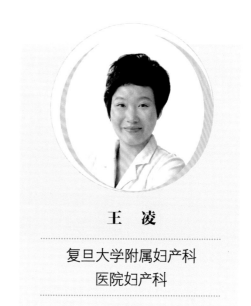

王 凌

复旦大学附属妇产科
医院妇产科

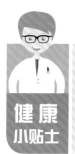

健康
小贴士

备孕女士及孕妇应尽可能远离有害环境，注意做好优生优育检查，为胎儿健康发育打下基础。

19 养宠物会使孕妇感染弓形虫吗

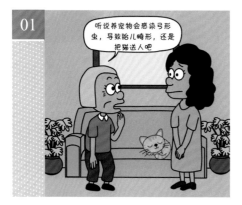

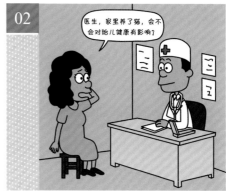

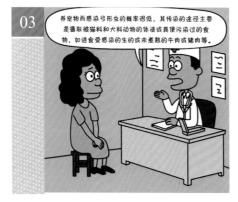

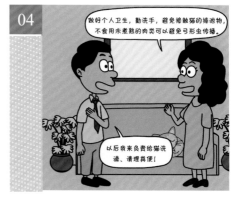

专家解读 🔍

弓形虫可寄生于几乎所有哺乳动物和鸟类体内。正常人感染弓形虫后一般无明显症状，孕妇感染后，有可能传染给胎儿。狗是弓形虫的中间宿主，弓形虫感染后只会存在于狗的肌肉和血液中，几乎不会引起感染。猫是弓形虫的最终宿主，被感染的猫可将虫卵通过粪便排出。虫卵经2~5天孵化成虫后才具有感染性，及时清理掉粪便就可消除感染可能性。总之，从家养宠物身上感染弓形虫的可能性非常低。而弓形虫的主要传播途径则是"病从口入"：食用未全熟的肉类、未高温消毒的牛奶及未洗净的瓜果蔬菜等。

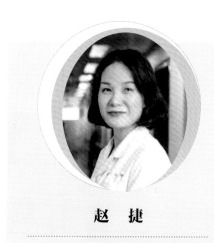

赵 捷

北京大学第三人民医院
生殖医学中心

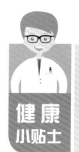

健康
小贴士

准妈妈应从下述几方面避免弓形虫感染：①注意饮食卫生：食用的肉类要充分煮熟；②科学养宠：猫养于屋内，喂熟食或猫粮，避免其在外捕食，及时请家人帮忙清理掉粪便；③做好孕前检查：和宠物一起做个弓形虫相关检查。

20 母乳6个月之后就没有营养了吗

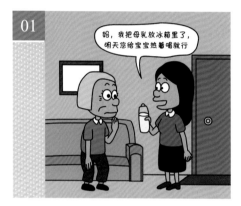

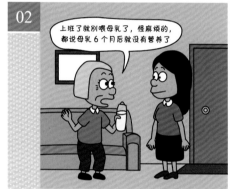

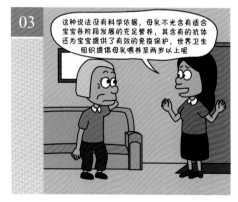

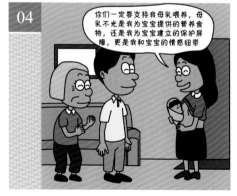

专家解读

母乳 6 个月后就没有营养了，这恐怕是对母乳最普遍的误解之一。六个月以后，宝宝成长所需营养，单纯依靠母乳已经不够，需要添加辅食。妈妈的乳汁是为其宝宝特别设计的，随着宝宝的成长而变化，满足宝宝不同时期需求。比如，当宝宝的身体受到新病原侵袭时，会通过吸吮乳汁将新敌人传送给妈妈。妈妈的身体会立刻根据"敌情"制造免疫球蛋白，通过乳汁传送给宝宝，在宝宝体内建立屏障，保护宝宝不受感染。世界卫生组织推荐母乳喂养至少 6 个月，推荐母亲们坚持母乳喂养到孩子两岁甚至更长时间。

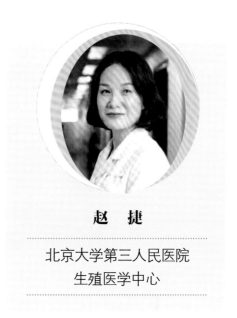

赵 捷

北京大学第三人民医院
生殖医学中心

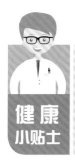

健康小贴士

一岁前母乳是宝宝最佳的美食，一岁后，母乳为宝宝提供了有效的免疫保护，长期的母乳喂养对宝宝生理及心理有多方面益处。

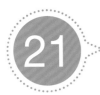 年轻健康人的身体中也存在癌细胞吗

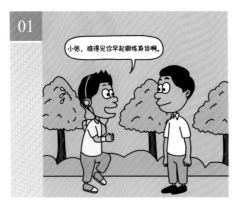

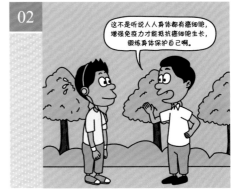

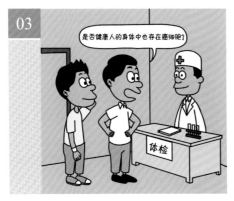

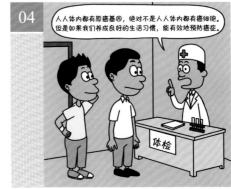

专家解读

现在医学家认为：人人体内都有原癌基因，绝对不是人人体内都有癌细胞。原癌基因主管细胞分裂、增殖，人的生长需要它。为了"管束"它，人体里还有抑癌基因。正常情况下，原癌基因和抑癌基因维持着平衡。但在致癌因素作用下，原癌基因的力量会变大，而抑癌基因却变得较弱。因此，致癌因素是启动癌细胞生长的"钥匙"。多把"钥匙"一起用，才能启动"癌症程序"；"钥匙"越多，启动机会越大。所以说，健康人体内也可能存在过一定数量的癌细胞，只是免疫系统把它很快清除了。

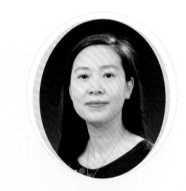

卢小玲

广西医科大学纳米
抗体研究中心

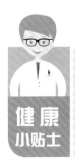

健康
小贴士

生活中有很多小习惯对健康是非常有益的，养成良好的生活习惯，能有效地预防癌症。

22 孕期可以接种疫苗吗

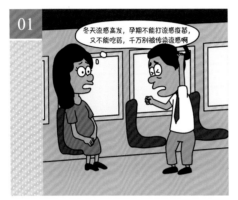

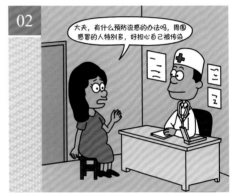

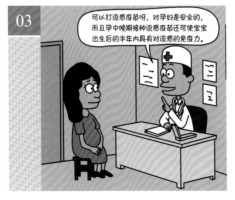

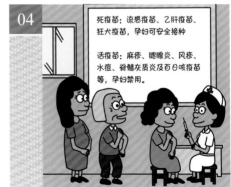

专家解读 🔍 ....

疫苗是指用各类病原微生物制作的用于预防特定病原体感染的生物制品，分为减毒活疫苗和死疫苗。减毒活疫苗使用的是活性减弱的病毒或细菌，注射一次可获得长时间或终身保护。但减毒活疫苗可通过胎盘进入胎儿体内，虽然毒性已经减弱，但毕竟还是活的病毒或细菌，对孕妇及胎儿存在一定风险。死疫苗是经过处理的死病毒或死细菌，不能在机体内生长和繁殖，所以孕妇接种后不会影响胎儿的生长发育，需要时可以放心使用。

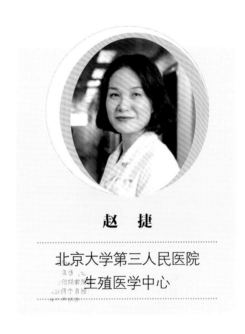

赵 捷

北京大学第三人民医院
生殖医学中心

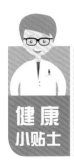

健康小贴士

狂犬疫苗、流感疫苗、乙肝疫苗属于死疫苗，孕期如有需要可接种。麻疹、腮腺炎、风疹和水痘疫苗等属于减毒活疫苗，孕期应避免接种。

为什么麻疹患者中青壮年人越来越多

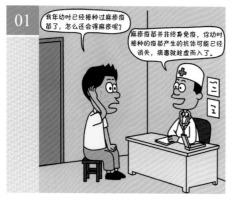

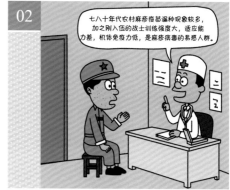

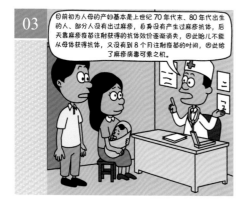

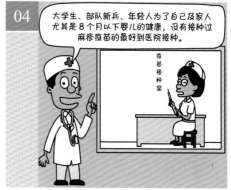

专家解读

一方面是因为 20 世纪七八十年代，麻疹疫苗接种率不高。另一方面在于，麻疹疫苗并非终身免疫。目前的青壮年人群中，靠幼时接种疫苗产生的抗体效价降低或消失，身体内抵抗麻疹的能力降低，一旦接触病原体即可能发病。而且，这一代人均进入育龄期，由于母体内无抗体存在，所以她们生育的婴儿也无法从母体获得免疫保护，8 个月以下还未接种麻疹疫苗的婴儿也是目前麻疹的易感人群。

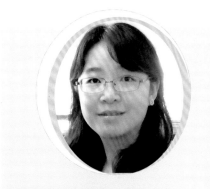

何 睿

复旦大学免疫学系

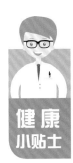

健康小贴士

为了家人尤其是 8 个月以下孩子的健康，没有接种过麻疹疫苗的成年人最好前往医院接种。

24 为什么强直性脊柱炎"偏爱"年轻人

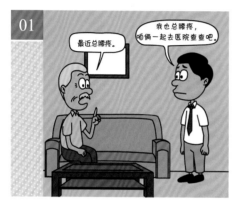

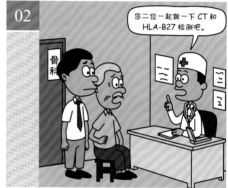

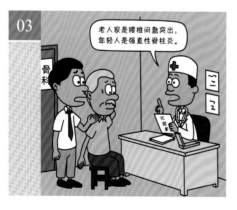

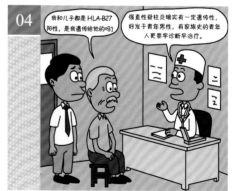

专家解读

强直性脊柱炎（AS）患者经常有腰背痛，好发于青年男性。其发病与 HLA-B27 有强关联，HLA-B27 是一种人类白细胞抗原，HLA-B27 阳性者比 HLA-B27 阴性者发生强直性脊柱炎的机会要大得多。强直性脊柱炎发病机制可能是在 HLA-B27 阳性的遗传背景的基础上，在某些导火索——如环境因素（包括感染）的诱导下致病。强直性脊柱炎发病过程中遗传因素发挥重要作用，更"偏爱"年轻人。

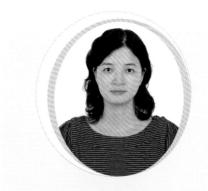

费允云

北京协和医院免疫内科

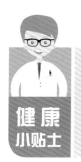

健康小贴士

年轻人腰背痛，尤其有腰痛或脊柱关节炎家族史的患者，要考虑强直性脊柱炎的可能，早期诊断能改善预后。

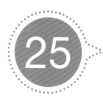

25 为什么系统性红斑狼疮好发于年轻女性

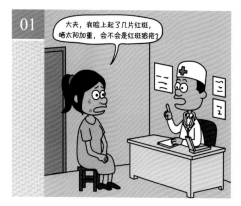

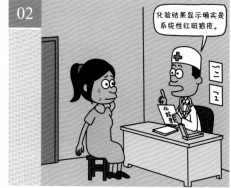

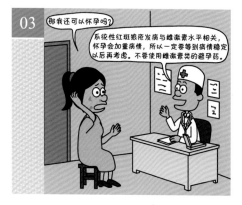

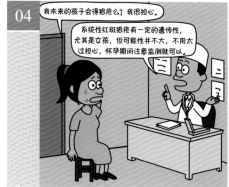

专家解读

系统性红斑狼疮（SLE）是一种累及多脏器的自身免疫性疾病，患者常为"漂亮小姑娘"，在颜面部反复出现"红斑"，严重毁容，看上去就像被狼咬过的一样，故命名为"狼疮"。系统性红斑狼疮的发病与雌激素的水平相关，育龄期女性多见，妊娠、服用雌激素类避孕药可能导致病情加重。

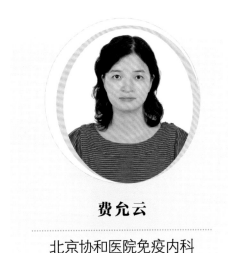

费允云

北京协和医院免疫内科

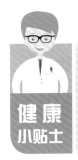

健康小贴士

系统性红斑狼疮是一种多脏器受累的系统性疾病，育龄期女性多见，年轻女性出现不明原因发热、关节炎、尿中泡沫增多等不适时需要考虑其可能性，妊娠可能加重病情。

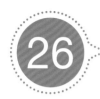

26 为什么艾滋病"青睐"年轻人

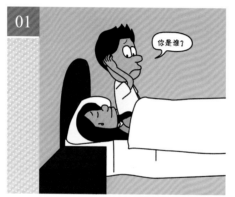

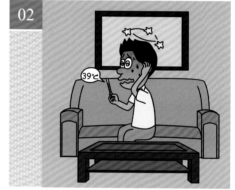

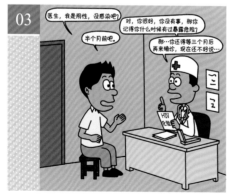

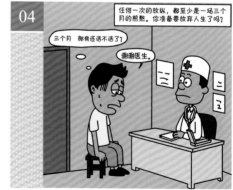

专家解读 🔍 ·

艾滋病是由人免疫缺陷病毒（HIV）感染所导致的。该病毒主要感染人体内的 $CD4^+ T$ 细胞，会导致整个免疫系统的破坏，从而引发感染性疾病或肿瘤，如肺炎或卡波西肉瘤。对其的治疗也在不断改进，虽然目前没有可以治愈的治疗手段，但当前的治疗可以大大延长病人的寿命。无论当前疾病治疗进展如何，疾病的预防永远都是重中之重，随着经济的发展和外来文化的冲击，艾滋病的感染和发病人群越来越集中于青壮年，青壮年的感染往往是通过性途径，如何抑制这一趋势，不但是一个医学问题，更是一个社会问题。

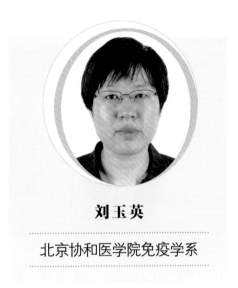

刘玉英

北京协和医学院免疫学系

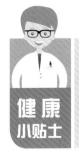

健康小贴士

青年人要洁身自好，远离不良嗜好及不良场所，对个人对家庭要有高度的责任感。正确使用安全套，进行有保护的性行为。历经暴露风险后要早检查、早排除、早治疗，感染后越早接受正规治疗，越能延长生存时间及提高生存质量。

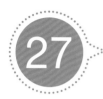

27 青年女性乙肝携带者能不能怀孕

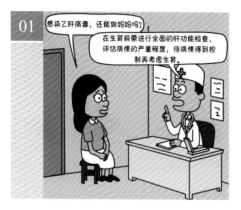

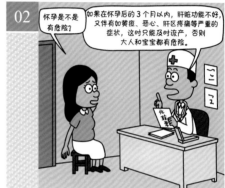

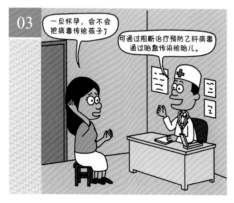

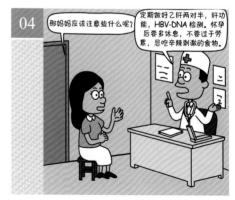

专家解读

青年女性乙肝携带者可以怀孕，但是选择怀孕的时机是相当重要的。女性患者能否怀孕的判断标准是肝功能是否正常，如果肝功能完全正常，即可考虑怀孕，当然了，最好乙肝 DNA 定量也在正常范围之内。如果婚育年龄的乙肝准妈妈患病期间，同时肝功能又不大好，最好先不要怀孕。一方面，乙肝病毒会通过胎盘垂直传染给胎儿；另一方面，怀孕原本就会加重孕妈妈肝脏负荷，如果再加上肝功能不大好，孕妈妈自己的生命危险都会加大。

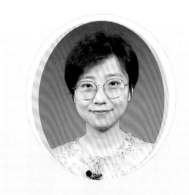

马婧薇

华中科技大学同济医学院
免疫学系

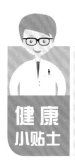

健康小贴士

只要肝功能正常的人都是可以怀孕的，但是对于乙肝携带者来说，在怀孕阶段一定要做好相应的预防护理措施。

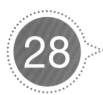 **青年女性乙肝携带者能不能哺乳**

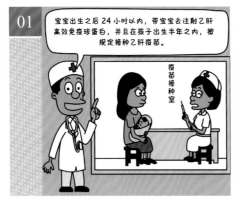

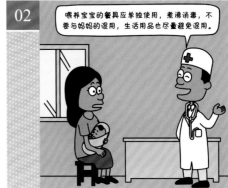

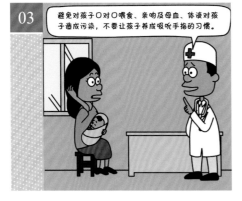

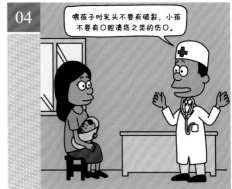

专家解读

乙肝病毒携带者产妇如果肝功能正常、HBV-DNA阴性则可以哺乳。下列情况，应停止母乳喂养：乙肝携带者的HBV-DNA阳性或大三阳的母亲，特别是肝功能异常者，表示病毒正处于活动期，母乳的传染性大。由于乙肝病毒主要通过血液传播，如果婴儿口腔、咽喉、食管、胃肠黏膜等处有破损、溃疡，乙肝携带者的母乳中的乙肝病毒就会由此进入婴儿血液循环，并可能诱发乙肝病毒感染。乙肝携带者的母亲乳头破裂时也应暂时停止母乳喂养。

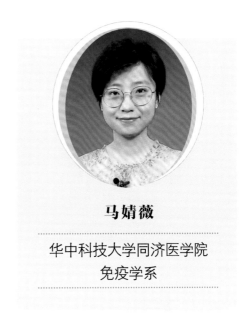

马婧薇

华中科技大学同济医学院
免疫学系

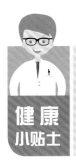

健康小贴士

乙肝携带者的孕妇，在孩子出生后，立即做好阻断措施，就可以母乳喂养，只需要注意一下妈妈的血液不要接触到孩子。

29 吸烟和被动吸烟对青少年免疫系统有什么危害

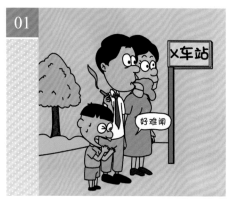

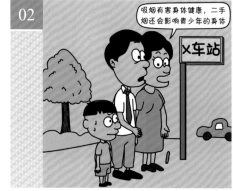

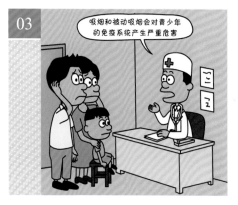

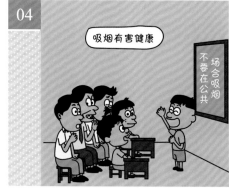

专家解读 Q

烟草中主要的有害物质包括尼古丁、焦油和一氧化碳。无论是主动吸烟还是被动吸烟，这些有害物质主要通过肺部吸入进入人体。这些有害物质除了对呼吸系统各组织产生直接的伤害外，其长期的慢性刺激会严重影响青少年免疫系统的功能，包括长期免疫反应产生的炎症以及通过刺激神经系统促使激素的分泌变化等，导致免疫系统发育和功能的紊乱。

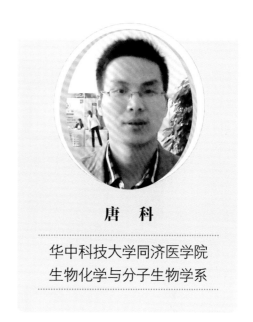

唐　科

华中科技大学同济医学院
生物化学与分子生物学系

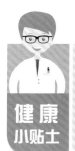

**健康
小贴士**

为了青少年健康的成长，我们应坚决抵制香烟，并且对二手烟说"不"。

30 青年人爱熬夜会不会影响免疫功能

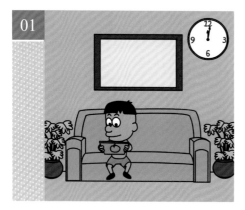

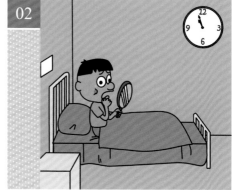

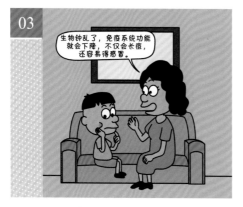

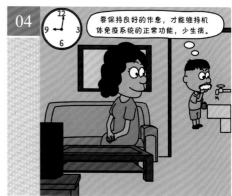

专家解读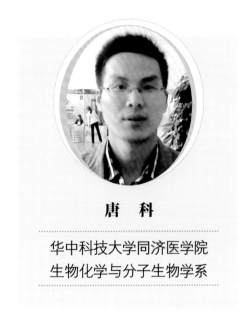

人的生物钟和昼夜节律变化保持一致，青年人长期熬夜会导致生物钟紊乱。生物钟紊乱会导致机体一系列的功能改变，主要体现在调节人体生物钟的相关激素水平的变化。这些变化会打破机体免疫系统的平衡，导致免疫细胞功能的减退，有时候还会导致过强的免疫反应、产生慢性炎症，严重影响身体健康。

唐 科

华中科技大学同济医学院
生物化学与分子生物学系

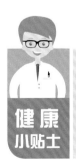

健康小贴士

熬夜会导致生物钟的紊乱，严重影响机体的免疫系统，我们应避免熬夜，保持规律的作息。

图书在版编目（CIP）数据

人体健康与免疫科普丛书.青年篇 / 黄波主编.— 北京：人民卫生出版社，2019

ISBN 978-7-117-28021-1

Ⅰ.①人… Ⅱ.①黄… Ⅲ.①免疫学 – 普及读物②青年 – 保健 – 普及读物 Ⅳ.①R392-49②R161.5-49

中国版本图书馆 CIP 数据核字（2019）第 024085 号

| 人卫智网 | www.ipmph.com | 医学教育、学术、考试、健康，购书智慧智能综合服务平台 |
| 人卫官网 | www.pmph.com | 人卫官方资讯发布平台 |

版权所有，侵权必究！

人体健康与免疫科普丛书——青年篇

主　　编：黄　波
出版发行：人民卫生出版社（中继线 010-59780011）
地　　址：北京市朝阳区潘家园南里 19 号
邮　　编：100021
E - mail：pmph @ pmph.com
购书热线：010-59787592　010-59787584　010-65264830
印　　刷：北京顶佳世纪印刷有限公司
经　　销：新华书店
开　　本：889×1194　1/24　印张：3
字　　数：48 千字
版　　次：2019 年 2 月第 1 版　2019 年 2 月第 1 版第 1 次印刷
标准书号：ISBN 978-7-117-28021-1
定　　价：30.00 元

打击盗版举报电话：010-59787491　E-mail：WQ @ pmph.com
（凡属印装质量问题请与本社市场营销中心联系退换）

55检